ÉTUDES ANALYTIQUES

SUR LES

EAUX DE SAINT-SAUVEUR

(HAUTES-PYRÉNÉES).

(NOUVELLE SÉRIE).

L'ACTION SÉDATIVE DE LA CURE

Par le Dr CAULET

Médecin inspecteur des Eaux,
Président de la *Société d'hydrologie médicale de Paris,*
Ancien interne et lauréat des hôpitaux de Paris, etc., etc.

(Extrait des *Annales de la Société d'hydrologie médicale de Paris*
tome XXXI).

PARIS

F. LEVÉ, IMPRIMEUR, 17, RUE CASSETTE.

1886.

DU MÊME

Etude médicale sur la cure de Carlsbad (Bohême). (Annales de la Société d'hydrologie médicale de Paris. T. XVI.)

Notes et Observations pour servir à l'histoire du traitement thermal des maladies du cœur. (Annales de la Société d'hydrologie. T. XVII.)

Etude de thérapeutique hydro-minérale. Les conditions de l'activité physiologique et thérapeutique des eaux ferrugineuses. (Annales de la Société d'hydrologie. T. XVIII.)

Contribution à l'histoire de la dyspepsie. Etude sur le siége et les conditions pathogéniques de l'affection dite dyspepsie intestinale. (Annales de la Société d'hydrologie. T. XVIII.)

Existe-t-il une médication phosphatée-calcique ? Etude sur le rôle thérapeutique du bi-phosphate de chaux. (Bulletin des travaux de la Société médicale de l'Elysée, et Progrès médical, 1873).

De la suralcalisation du sang et des urines, sous l'influence de la chaux et de la magnésie. (Bulletin thérapeutique, 1873.)

Tribut à l'étude du traitement thermal pendant la grossesse. (Annales de la Société d'hydrologie. T. XXII.)

De la valeur des procédés dits cliniques du dosage de l'urée. Rapport à la Société médicale de l'Elysée. Progrès médical, 1876.)

Des impressions cutanées tactiles et thermiques pendant le bain, à St-Sauveur. (Annales de la Société d'hydrologie. T. XXII.)

Observations de fièvre continue simple après le traitement thermal. Annales de la Société d'hydrologie. T. XXIII.)

De l'action utérine des eaux de St-Sauveur. (Annales De la Société d'hydrologie. T. XXIV.)

Contribution à l'étude de la douche ascendante intestinale. Son action hyposthénisante, accidents graves et même mortels qu'elle occasionne quelquefois, sa valeur thérapeutique dans les maladies nerveuses. (Annales de la Société d'hydrologie. T. XXV.)

Du traitement thermal sulfuré des phlegmasies péri-utérines. Annales de la Société d'hydrologie. T. XXVI.)

Tribut à l'étude de la diathèse urique. Notes sur les proportions relatives de l'acide urique et de l'urée urinaires dans les maladies chroniques. Annales de la Société d'hydrologie. T. XXVII.)

Notes et Observations pour servir à l'histoire du traitement thermal pendant la grossesse. (Archives de Tocologie, 1882.)

Recherches physiologiques et thérapeutiques sur le bain tempéré. (Bulletin de thérapeutique, 1883).

De la douche froide sur les pieds et de ses usages. (Bulletin de thérapeutique, 1885.)

L'ACTION SÉDATIVE DES EAUX

On sait qu'indépendamment des qualités médicamenteuses communes qu'elles partagent avec les autres eaux sulfurées du groupe pyrénéen, les eaux de Saint-Sauveur possèdent une action élective, pathogénétique sur l'appareil utéro-ovarien et des vertus sédatives spéciales, qui ne ressortissant pas communément à la médication sulfureuse et d'ailleurs, fort rares en thérapeutique thermale, les différencient de leurs congénères et déterminent le caractère clinique de la station.

Dans un mémoire lu en janvier 1879 à la société d'hydrologie (1), nous avons exposé l'action *utérine* des eaux de Saint-Sauveur, laquelle se révèle par des troubles de la sensibilité, de la contractilité et des sécrétions de la matrice ; nous nous proposons dans ce travail d'étudier ce qui se rapporte à l'action sédative de cette cure thermale.

*
* *

Le premier effet du bain de Saint-Sauveur, envisagé sur des sujets sains ou dont l'affection toute locale n'a pas réagi sur l'ensemble des fonctions, est de provoquer dans l'économie une sorte

---

(1) *Annales de la Société d'hydrologie médicale de Paris* t. XXIV, p. 194.

d'abattement, de langueur agréable, caractérisée non par un défaut de forces, mais par un manque d'énergie physique, par de la répugnance à tout exercice, par de la somnolence et un sommeil exagéré coïncidant habituellement avec l'absence d'entrain, de la paresse intellectuelle et ce qu'on appelle de l'apathie.

En cet état les sujets disent conserver la plénitude de leurs forces, et en effet, la puissance musculaire explorée au dynamomètre se maintient ou tend à augmenter; cependant on remarque qu'ils se fatiguent vite et qu'ils en arrivent bientôt à restreindre leurs déplacements à ce qu'exige indispensablement le traitement thermal. Vainement sont-ils sollicités par une infinie variété d'excursions dans une région de montagnes grandiose et pittoresque entre toutes. Les sujets de caractère et de mœurs les plus dissemblables s'entendent pour repousser tout autre plaisir que le calme et le repos; aussi, abstraction faite de la promenade obligée du soir au pont Napoléon, beaucoup passent-ils leur temps dans l'immobilité, étendus sur la chaise longue dans l'appartement ou assis en plein air, bercés par le bruit du torrent, absolument oisifs ou ne prêtant qu'une attention distraite au livre tenu dans la main. Cet ensemble de phénomènes, très nettement accusés dès le premier bain, s'accentue chaque jour; tout d'abord l'usage de la douche semble le diminuer un peu, mais bientôt l'influence de celle-ci s'ajoute évidemment à celle du bain et quoi que l'on fasse, l'abattement, la dépression persistent jusqu'à la fin de la cure.

Lorsque celle-ci est conduite avec soin et qu'on

évite le surmenage, les phénomènes observés ne sont nullement pénibles; le sujet arrive parfois à un tel degré de torpeur, de paresse, qu'il lui faut faire acte d'énergique volonté pour se lever du fauteuil et faire quelques pas, mais il n'éprouve ni courbature, ni lassitude, ni malaise aucun, tout au contraire il accuse ordinairement, surtout lorsqu'il est étendu, un sentiment de bien-être inexprimable.

L'état que nous décrivons est sensiblement corrigé par les excursions, lorsqu'on réussit à décider les patients à en faire, par la fatigue physique, par les impressions morales et généralement par la distraction.

Il est remarquable que le bain de tilleul le dissipe instantanément et pour le restant de la journée.

Le départ, avec ses préoccupations, et les impressions qui l'acompagnent agissent de même; et tel sujet qui, plus vivement éprouvé que les autres, semblait écrasé et comme abruti par la cure, n'a pas encore atteint Pierrefitte, que déjà il se sent rentré en pleine possession de sa vigueur, de son énergie et de son entrain.

Cependant, tout n'est pas fini avec l'action des eaux. Après une période de parfaite santé, on voit dans presque tous les cas reparaître les accidents éprouvés à Saint-Sauveur : abattement, langueur, somnolence, paresse physique et intellectuelle, lesquels persistent plus ou moins accusés, pendant quelques semaines, au bout desquelles le patient revient lentement, cette fois, mais définitivement à l'équilibre antérieur.

Chez les sujets malades, dont la nutrition, les

forces et l'innervation sont décidément pervertis, on peut souvent encore constater, pendant et après l'emploi des eaux, les phénomènes que nous venons de décrire, mais dans bien des cas ces phénomènes sont masqués par des effets thérapeutiques dominant la scène. La cure est d'ailleurs caractérisée par sa douceur d'action et son influence sédative.

La cure est douce, en ce sens qu'elle ne tend généralement pas à accroître les phénomènes morbides; abstraction faite des organes utéro-ovariens sur lesquel les eaux exercent, comme nous l'avons dit, une action élective, pathogénétique spéciale, la cure ne provoque aucun mouvement sensible; pas d'excitation, pas de réaction tumultueuse; son mode d'action se dérobe en quelque sorte à l'observation.

D'autre part la cure est sédative en ce sens qu'elle s'adresse directement à l'état nerveux et aux phénomènes dynamiques. Elle atténue et résout l'élément névropathique local ou général, calmant les hypéresthésies, corrigeant les paresthésies, redressant les troubles fonctionnels, faisant taire les sensations subjectives des maladies qu'elle rend souvent silencieuses et latentes avant de modifier essentiellement.

De la sorte elle se montre tour à tour, selon la forme symptomatique et parfois chez le même sujet, tantôt calmante, anodine, adoucissante, tempérante ; tantôt stimulante, excitatrice; antispasmodique ici, tonique névrosthénique là ; ailleurs hypnotique, céphalique, exhilariante, etc., etc.

Tel est l'ensemble des phénomènes relatifs à ce qu'on est convenu d'appeler : l'action sédative des eaux de Saint-Sauveur.

Si l'on fait abstraction des effets thérapeutiques proprement dits, effets secondaires, relatifs, supposant nécessairement l'existence de conditions morbides déterminées et qui, d'ailleurs, résultant des agents les plus divers, ne peuvent caractériser une médication, on voit que la *cure de Saint-Sauveur se distingue entre toutes, par une action particulière sur le système nerveux, action constante ou à peu près chez les sujets sains, et présentant quelques analogies avec celle des bromures.*

*
* *

Les phénomènes que nous venons de décrire ne doivent pas être confondus avec les accidents de dépression secondaire si souvent observés aux eaux et dérivant de la surexcitation thermale.

Remarquons en effet qu'ici la sédation est primitive; qu'on la constate très nettement accusée dès le premier jour du traitement, dès le premier bain ; et que les signes habituels de l'excitation : agitation nocturne, insomnie, troubles de la sensibilité générale, malaise, courbature, lassitude dans les membres, font absolument défaut.

Ce n'est pas qu'à Saint-Sauveur les baigneurs ne puissent être surmenés et qu'ils échappent, nécessairement et toujours, à la surexcitation thermale ; mais dans ces cas la dépression nerveuse est bien plus marquée et l'apparition des signes que nous venons d'indiquer modifie tellement le tableau que l'observateur le moins prévenu ne saurait s'y tromper.

L'action particulière que nous étudions ici est la

produit de deux facteurs : le climat et les eaux de la source des Dames, la plus importante de la station. Le climat de Saint-Sauveur est éminemment sédatif, malgré les effets névrosthéniques, toniques, voire même stimulants, qu'il produit à l'occasion chez les nerveux et les névropathes déprimés. Bien loin d'exagérer l'appétit, l'entrain, l'activité comme le climat alpestre, il amène sensiblement chez les gens les mieux portants de la mollesse, de l'abattement, de la somnolence et une certaine répugnance à l'exercice. Cette action, qu'explique suffisamment le calme habituel de l'atmosphère, l'élévation de l'état hygrométique de l'air, et la prédominance des vents S.-O, a nécessairement sa part dans les phénomènes de la cure, mais l'influence prépondérante revient au bain. L'action hyposthénisante de celui-ci est, pour ainsi dire, immédiatement appréciable. Nombre de sujets, qui le lendemain, ou le jour même de leur arrivée, se rendent aux Thermes encore sous l'influence de l'excitation inséparable d'un grand voyage, sortent de l'eau « bras et jambes cassés », comme ils disent, et pris d'une telle somnolence qu'ils se mettent au lit pour le reste de la journée.

Dans une cure régulière, non surmenée, cette action tempérante du bain n'est pas cumulative, et il ne semble pas qu'elle dure plus de 24 heures. Du moins les baigneurs arrivent-ils très vite au maximum de la dépression, l'abattement se maintenant par la suite et ne progressant pas ; d'autre part, un jour, deux au plus d'interruption du bain suffisent dans tous les cas, à dissiper ces phénomènes de la cure, si accentués qu'ils soient.

Il est curieux de constater que le bain de Barzun descendu à Luz, qui dans les états nerveux donne des effets thérapeutiques si analogues à ceux du bain de Saint-Sauveur, n'exerce à aucun degré l'action tempérante primitive de ce dernier.

Tout au contraire le bain de Barzun est franchement tonique. Les sujets *non nerveux* qui se baignent alternativement à l'une et à l'autre de ces sources, ne s'y trompent pas. Mais c'est avec les enfants mous atones, *sans prédominance nerveuse* et sans raison dits lymphatiques que la différence d'action est frappante.

A Saint-Sauveur, ces enfants demeurent sans appétit, sans vigueur et sans mine, maussades, refusant de jouer, ne quittant pas les jupons de leur mère. Les envoie-t-on à Barzun ? de suite la scène change et l'on voit revenir l'appétit, l'entrain, les forces, et bien plus tôt la couleur, la chair et la santé.

Les *nerveux* au contraire, les névropathes, les vaporeux chez qui les effets thérapeutiques masquent l'action physiologique de la cure, sont mauvais juges de ces différences. En général, ils n'apprécient pas l'action tonique de Barzun. Du reste, il est à noter que le bain de Saint-Sauveur leur procure des sensations si agréables et un tel état de bien-être et de soulagement qu'on les décide difficilement à alterner avec celui de Barzun et qu'avec eux l'observation comparative des effets de ces sources est extrêmement difficile.

*
* *

Il est généralement convenu que les médicaments

doivent fournir eux-mêmes les caractères qui servent à les éloigner ou à les rapprocher, et que les effets thérapeutiques, produits éventuels de moyens très différents les uns des autres, ne peuvent servir à caractériser une classe d'agents ; mais les médecins, en qui s'est incarné de tout temps le désaccord entre le dogme et la pratique, ayant distingué une classe de médicaments sédatifs, ne pouvaient manquer d'admettre un groupe d'eaux sédatives.

Naturellement Saint-Sauveur est un des types de ces eaux sédatives.

Or le groupe comprend des eaux minérales de toutes les classes : des sulfurées, des sulfatées, des bicarbonatées et surtout des eaux faibles, indéterminées, chimiquement indifférentes.

Rien, dit Barbier, n'a été plus nuisible à la matière médicale que ces distributions de médicaments fondées sur les effets secondaires qu'ils occasionnent, basées sur des résultats qui peuvent être également determinés par une foule de causes étrangement disparates. Nous pouvons dire, de même, qu'aucune confusion d'eaux minérales n'a été plus préjudiciable à la pratique.

En effet, le médecin, oubliant aisément le caractère tout artificiel du lien qui réunit l'une à l'autre les eaux dites sédatives, s'imagine volontiers, sur la foi du qualificatif, que toutes sont douces, silencieuses dans leur action ; calmant, adoucissant les phénomènes morbides sans provoquer ni mouvement sensible, ni réaction, ni excitation. Or, il se trouve précisément que le groupe comprend, en majeure partie, les eaux les plus stimulantes que l'on connaisse, celles qui impressionnent le plus vivement,

le plus profondément le système nerveux, les indéterminées thermales, par exemple !

Prenons Néris, bicarbonatée sodique, une des
plus importantes, des plus utiles du groupe et aussi
une de celles dont la cure est le mieux connue. On
sait que, sous l'influence d'un traitement limité à
l'usage du bain tempéré de 10 à 40 minutes de durée,
ces eaux ne tardent pas à produire « des phéno-
« mènes d'excitation de deux ordres : d'abord une
« excitation générale d'ordre physiologique, carac-
« térisée principalement par un mouvement fébrile
« plus ou moins prononcé, de l'agitation pendant la
« nuit, de la courbature pendant le jour, des troubles
« variables de la digestion, parfois une légère
« poussée à la peau ; en second lieu, une excitation
« spéciale variant avec la nature de la maladie, les
« dispositions particulières de chaque malade, et
« consistant dans une exacerbation des symptômes
« qu'il présente, principalement de ceux qui domi-
« nent la scène morbide. » Cette excitation spéciale
porte sans exception sur tous les troubles fonctionnels, sur tous les symptômes que peuvent présenter les malades soumis à l'action des bains, tels que
douleurs et fluxions articulaires du rhumatisme qui
passe quelquefois à l'état aigu, douleurs névral-
giques, phénomènes nerveux et congestifs des
affections utérines, symptômes spasmodiques de
certaines affections des voies urinaires chez
l'homme etc., etc... (1).

---

(1) DE RANSE. Études physiologique et clinique sur les phénomènes d'excitation produits par une série de bains tempérés, etc. In
Annales de la Société d'hydrologie médicale, t. XXV, p. 402.

Sans doute, après cette période d'excitation, il vient, et le plus souvent à Néris même, une période de sédation témoignant d'abord d'une sorte d'acclimatement au régime des eaux, puis d'une action véritablement calmante de celles-ci. Mais, les médecins de Néris ne perdent pas une occasion de nous le rappeler, « la sédation n'est jamais primitive, elle « est toujours précédée pendant un temps variable « du réveil et de l'exacerbation des douleurs (1). »

Eh bien ! nous le demandons, quel intérêt peut-il y avoir à rapprocher l'une de l'autre une eau comme Néris, bicarbonatée sodique, énergique dans son action, secouant rudement l'organisme et une eau comme Saint-Sauveur, sulfurée, douce, tempérante du système nerveux et immédiatement calmante?...

N'est-ce pas risquer comme à plaisir d'égarer le praticien que de les lui présenter réunies dans un même groupe clinique?

Il nous semble que, pour comporter une signification véritablement utile, le groupe des eaux sédatives devrait être constitué autant d'après les propriétés physiologiques, que d'après les attributions thérapeutiques des eaux minérales; il ne rapprocherait alors que des cures douces, silencieuses dans leur action, n'impressionnant que peu ou pas l'économie et de plus calmant directement l'état nerveux, les désordres de l'innervation et généralement les phénomènes dynamiques.

Un tel groupe ne serait peut-être pas très nom-

---

(1) DE RANSE. De l'action thérapeutique des Eaux de Néris dans le traitement des maladies du système nerveux. In *Annales de la Société d'hydrologie*, t. XXVIII, p. 519.

breux. A côté de Saint-Sauveur et de quelques sulfurées, dégénérées ou non, nous n'y verrions guère que des eaux à base calcique, des sulfatées : le *Salut* de Bagnères, le *Bouridé* de Capvern et des carbonatées : Ussat, Aix en Provence et Schlangenbad. Les eaux à base de soude y feraient quant à présent défaut ; et c'est là une bien fâcheuse lacune dans la médication thermale sédative, car il y a un nombre considérable de névropathes qui ne profitent à aucun degré des eaux à base de chaux.

*
* *

Nous avons dit que la cure de Saint-Sauveur exerce sur l'innervation une influence tempérante assez analogue à celle du bromure de potassium et qu'elle a pour effet habituel de calmer directement les troubles nerveux et les phénomènes hyperesthésiques.

Il ne faudrait pourtant pas croire que la station est un paradis terrestre d'où toute misère, toute souffrance, toute exacerbation sont nécessairement bannies au profit des pauvres névropathes.

Certes il en est souvent ainsi, malheureusement il y a des exceptions.

Tout d'abord, il va de soi que la cure n'a de bons effets que dans le cas où son emploi est bien indiqué, et d'autre part que le tempérament, la constitution, la tendance diathésique, les conditions morbides, les dispositions individuelles créent parmi les sujets de telles différences que sous l'influence des eaux on peut observer tous les modes de réaction possibles.

Cependant nous pouvons constater que les exa-

-cerbations du fait de la cure sont rares, même quand les eaux ne conviennent pas et que l'action tempérante primitive sur le système nerveux ne fait guère défaut.

Mais nous voulons signaler ici des phénomènes d'excitation nerveuse sans rapport aucun avec le traitement thermal et liés à des conditions climatériques particulières.

On sait que le climat de la région est caractérisé par la prédominance des vents du sud-ouest, auxquels il est en majeure partie redevable de la douceur et des qualités sédatives qui le distinguent du climat des Pyrénées Orientales.

Le vent du sud-ouest, dont Saint-Sauveur est abrité par une montagne élevée, forme un milieu très favorable aux névropathes comme aux rhumatisants et aux catarrheux, mais il n'en est pas de même du vent du sud, expansion du sirocco d'Afrique, dit ici vent d'Espagne, Balaguer, vent du Diable et qui souffle quelquefois pendant la saison.

Bien qu'il amène communément un temps splendide et un ciel aussi pur que le fait le mistral sur la Méditerranée, partout aux Pyrénées le vent du sud, en raison de son extrême sécheresse et de son état électrique, impressionne désagréablement l'organisme.

A Saint-Sauveur, où il arrive directement après s'être engouffré dans la longue gorge de Gavarnie, il est particulièrement agressif; et lorsqu'il dure plusieurs jours de suite, il n'est pas rare de lui voir produire chez certains névropathes, plus sensibles que d'autres à son action, des phénomènes d'excitation plus ou moins pénibles : agitation, insomnie, malaise, lassitude, sorte de mouvement fébrile accompagné de l'exacerbation des divers troubles nerveux existants et du réveil momentané d'accidents calmés depuis longtemps.

Sans être fréquents, ces accidents ne sont pas très rares, surtout dans la deuxième quinzaine d'août et la première de septembre.

Il est impossible de les rapporter à l'influence des eaux ; en effet on les observe en dehors de tout traitement thermal ; et si, chez les sujets qui font la cure, la suspension du traitement pendant plusieurs jours, comme on a coutume de le faire au moment de l'époque, ne les atténue en rien, on les voit d'ordinaire disparaître comme par enchantement lorsque le vent vient à changer.

*
* *

Il est bien entendu qu'on ne déduit pas les vertus curatives d'une eau minérale d'une de ses actions physiologiques ; on sait que, malgré tous les efforts, le traitement thermal est resté une de ces médications empiriques que nul mécanisme n'explique, que nul chimisme n'inspire.

Cependant la connaissance des faits que nous venons d'exposer fournit au médecin quelques indications et des explications qu'il ne sera pas sans intérêt de signaler ici.

Tout d'abord, on comprend qu'avec un climat sédatif et des eaux « douces, tempérantes, hyposthénisantes » (1), la station ne présente pas les éléments d'une médication stimulante.

---

(1) C'est la caractéristique que Fabas, qui écrivait au commencement du siècle, donne très justment aux Eaux de Saint-Sauveur.

On peut bien, en abrégeant la durée du bain, en modifiant sa température, en usant à propos des ressources de l'hydrothérapie thermale, on peut quelquefois diminuer l'action déprimante du traitement, mais si l'on entreprend de le rendre excitant, quoi que l'on fasse, on échoue.

L'eau de Saint-Sauveur n'a pas, comme le Rustre de la fable, le pouvoir de souffler à volonté ou le chaud ou le froid.

Il résulte de là une série de contre-indications dont le médecin doit tenir compte.

S'agit-il d'appliquer les eaux sulfurées à des malades chez lesquels l'indication maîtresse, dominante, est de remonter l'organisme, de relever directement les forces, d'exciter les actes vitaux languissants, il ne faut pas choisir Saint-Sauveur ; dans bien des cas le résultat serait insuffisant, quelquefois il serait mauvais.

Et rien ne démontre mieux la prépondérance de ce que nous avons appelé *l'action thermale* des cures hydro-minérales (1), sur leurs vertus médicamenteuses *communes*.

Les eaux de Saint-Sauveur sont d'un quart plus sulfurées que la Raillère ; elles ont sensiblement le même degré de sulfuration que Bonnes ; l'une d'elles, la Hontalade, ressemble tellement à l'eau Vieille de cette dernière station, qu'on a pu, durant de longues années, l'expédier sous ce nom ; sous le rapport de l'action anti-catarrhale, elles supportent

---

(1) Notes et observations pour servir à l'histoire du traitement thermal pendant la grossesse. *Annales de la Société d'hydrologie*, p. 39 et suivantes. T. XXVIII. 1882-1883.

certainement la comparaison avec ces deux sources
célèbres. Eh bien, dans la phthisie vraie, jamais nous
ne les avons vu produire ces modifications locales,
ces transformations de la constitution, ces sortes de
résurrections qui caractérisent les cures opportunes
de Bonnes ou de Cauterets.

Nous avons suivi nos tuberculeux avec la plus
grande attention ; nous avons vu quelquefois l'ex-
pectoration se réduire, la toux se calmer, mais nous
n'avons pas constaté de modifications essentielles ni
de la lésion, ni de l'état général ; et après bien des
années nous en sommes venus à déconseiller ici la
cure, comme tout au moins inutile, en dehors, bien
entendu, des complications génitales et de certaines
formes éréthiques ou névropathiques.

De même dans les affections des os, dans les
écrouelles, dans la scrofule torpide, si vite et si bien
modifiées par la cure de Barèges, nous n'obtenons
rien avec les eaux chimiquement *identiques* de Saint-
Sauveur (1).

On comprend par contre qu'avec des eaux douces,
tempérantes, la station présente la matière première
de cures balnéaires et hydrothérapiques dévelop-
pées et cependant nullement excitantes.

Celles-ci sont donc applicables à des cas où la
moindre excitation, si transitoire fût-elle, serait for-
mellement contre-indiquée ; ainsi dans les névropa-
thies graves, aux sujets ayant présenté ou présentant
encore des signes d'aliénation mentale, dans les ma-

---

(1) Rappelons que les Eaux de Saint-Sauveur, essentiellement miné-
ralisées par le monosulfure de sodium, comme celle de Barèges,
présentent la sulfuration des sources moyennes de cette dernière
station.

ladies compliquées d'éréthisme nerveux ou vasculaire, dans les affections hyperkinésiques du cœur, etc., etc.

Dans ces conditions, on voit couramment à Saint-Sauveur des sujets irritables ou affaiblis prendre chaque jour, pendant trois ou quatre semaines, un bain d'une heure, en outre une douche générale de quinze minutes, et profiter manifestement du traitement.

Il est peu de stations où de tels malades pourraient sans inconvénient affronter une médication thermale aussi intensive.

On sait que le *nerveux* réserve les plus beaux succès à la médication perturbatrice, et qu'en général il a besoin d'être manœuvré, nous voulons dire secoué, douché, massé... Les praticiens ne pouvaient manquer d'apprécier quelles ressources offre pour un tel traitement une cure hydrominérale qui dans ses plus grands développements peut encore demeurer douce, tempérante.

Il est aisé maintenant de se rendre compte de la nature particulière de la clientèle de la station, si différente de celle des stations similaires voisines et formée en grande partie de névropathes et de dames atteintes d'affections utérines.

Nous remarquerons en terminant qu'ici la spécialisation des eaux s'est faite en dehors des médecins de la station, malgré eux, et, pour ainsi dire, contre eux.

En effet, ceux-ci ayant constaté, ce qui est parfaitement exact, que les eaux de Saint-Sauveur guérissent une foule de maladies très différentes, traitées communément à Bonnes, Cauterets et Luchon, se demandaient pourquoi leurs établissements n'auraient pas la même clientèle que ces dernières villes d'eaux. Ce sont les baigneurs eux-mêmes qui ont reconnu en quoi Saint-Sauveur est supérieur à ses congénères, et déterminé, par leur préférence, le caractère clinique de la station.

Disons du reste qu'il en a été de même pour toutes les sources des Pyrénées, dont les vertus particulières ne pouvaient échapper aux habitants des villes du Midi, accoutumés à se réfugier, l'été, dans les montagnes pour fuir l'extrême chaleur de la plaine, et à essayer ainsi successivement de toutes les eaux de la chaîne.

10940. Paris. — Imprimerie F. Levé, rue Cassette, 17.

www.ingramcontent.com/pod-product-compliance
Lightning Source LLC
LaVergne TN
LVHW021457060726
842527LV00006B/2305